Lara de Bruin

365 Fragen für die lösungsorientierte Kommunikation in Psychotherapie und Coaching

Ein Fragenfächer für Therapeuten, Berater und Coaches

hogrefe

Titel der Originalausgabe:

Oplossingsgericht behandelen en coachen. 365 vragen voor therapeuten en coaches by Lara de Bruin

aus dem Niederländischen übersetzt von Waltraud Heitzer-Gores

Hogrefe Verlag GmbH & Co. KG
Merkelstraße 3
37085 Göttingen
Deutschland
Tel. +49 551 999 50 0
Fax +49 551 999 50 111
verlag@hogrefe.de
www.hogrefe.de

Druck: AZ Druck und Datentechnik, Kempten
Printed in Germany
Auf säurefreiem Papier gedruckt

1. Auflage 2019

ISBN 978-3-8017-2929-5
http://doi.org/10.1026/02929-000

Einführung

Wer ständig gedanklich um seine Probleme kreist, findet damit nicht zwangsläufig zu praktikablen Lösungen, zumal oft gar kein kausaler Zusammenhang zwischen der Ursache eines Problems und seiner Lösung besteht. Das gilt zumindest für einen Großteil unserer emotionalen Schwierigkeiten und Verhaltensprobleme. Gesprächsleiter, wie z.B. Psychotherapeuten, Berater und Coaches, die lösungsorientiert arbeiten, fragen ihre Klientinnen und Klienten deshalb lieber, wie ihre erwünschte Zukunft aussehen soll und ob sie Zeiten erleben, in denen es gut läuft und das Problem nicht auftritt.

Wenn das Vergrößerungsglas erst einmal auf die Möglichkeiten gerichtet wird, bekommen viele Klientinnen und Klienten ein Gespür für die Situation, nach der sie sich sehnen, fast so, als hätten sie sie schon ein wenig erlebt. Das bedeutet, ihre Fähigkeit, selbst Lösungen zu finden, wird aktiviert. Die Klientinnen und Klienten nutzen zur Lösungsfindung nicht mehr nur ihre rationale Denkfähigkeit, sondern auch vermehrt ihr eigenes inneres Wissen. Die Lösungen für Probleme erweisen sich dann nicht selten als überraschend einfach.

Zur Konzeption dieses Fächers

Die Fragen in diesem Fächer erleichtern Therapeuten und Coaches die lösungsorientierte Kommunikation. Die Einteilung ermöglicht ein schnelles Auffinden der passenden Fragen für spezifische Situationen. Auf der Vorderseite der Karten finden Sie Fragen, die für den Aufbau der Gespräche geeignet sind, auf der Kartenrückseite stehen Fragen für spezifische Situationen, in denen sich die Klientinnen und Klienten befinden.

Die Fragen sind bewusst so formuliert, dass sie implizit immer die Annahme, die Dinge werden wieder besser laufen, mittransportieren.

Die Frage ist somit nicht, *ob* sich das Blatt wenden wird, sondern *wann, wie* und mit *wessen Hilfe*. Die Gesprächspartner beginnen daran zu glauben, dass Veränderung eine Frage der Zeit ist.

Der Gesprächsbeginn mit Klienten, die auf eigenen Wunsch gekommen sind

- Was ist schon ein wenig besser gelaufen, seit Sie beschlossen haben, sich für dieses Gespräch anzumelden?
- Angenommen es erweist sich tatsächlich als sinnvoll, was ist dann anders, wenn Sie nachher zur Tür hinausgehen?
- Was haben Sie früher schon für sich aus Gesprächen mit Menschen gewonnen, die Ihnen helfen wollten?
- Was haben Sie bei früheren Gesprächspartnerinnen bzw. Gesprächspartnern vermisst, von dem Sie denken, dass es genau darauf ankommen kann?
- Welche Dinge sollte eine Therapeutin/ein Therapeut bzw. ein Coach mit Ihnen angehen?

Fragen an die Überweisenden/ Vorgesetzten

- Worüber machen Sie sich momentan die größten Sorgen?
- Was muss ich mindestens über die Situation wissen, um die richtige Herangehensweise bei der Begleitung dieser Klientin/dieses Klienten zu wählen?
- Woran würden Sie zuerst merken, dass die Behandlung/das Coaching erfolgreich ist?
- Welche guten Seiten haben Sie im Kontakt mit dieser Klientin/diesem Klienten gesehen, die ich nutzen kann?
- Welche Frage wollen Sie an erster Stelle beantwortet haben, sodass die Zukunft dieser Klientin/dieses Klienten etwas rosaroter wird?
- Wenn wir sicher sein könnten, dass das Problem erfolgreich gelöst werden kann, welche drastischen Schritte könnten wir dann jetzt am besten machen?

Der Gesprächsbeginn mit Klienten, die von jemand anderem geschickt wurden

- Wessen Idee war es, dass Sie hierherkommen sollten?
- Was sollte, der/dem Überweisenden bzw. der/dem Vorgesetzten zufolge, hier geschehen?
- Woher wird er oder sie wissen, dass Sie nicht wiederkommen müssen?
- Was ist das Mindeste, das Sie tun müssen, um ihm oder ihr zu beweisen, dass Sie bereit dazu sind, sich in der Situation einzusetzen?
- Inwiefern haben Sie in letzter Zeit schon etwas von diesem Einsatz gezeigt?
- Was ist der nächste Schritt, den Sie eventuell machen wollen?
- Angenommen, Sie machen diesen Schritt, was genau ist dann Ihr Gewinn?
- Was würde dann in Ihrem Leben geschehen, was jetzt nicht geschieht?

Reflexion bezüglich der (Gegen-)Übertragung

- Welches Unbehagen spüre ich in mir, wenn diese Klientin/dieser Klient mein Zimmer betritt?
- Was sehe ich mich in diesen Momenten selbst tun/höre ich mich selbst sagen?
- Was empfinde ich, wenn die Klientin/der Klient mein Zimmer verlässt?
- Wie kann ich dieses Gefühl nutzen, sodass meine Klientin/mein Klient davon profitiert?
- Welche Themen scheine ich zu vermeiden, weil ich Unlust verspüre, darüber zu sprechen?
- Was möchte ich lieber nicht fühlen oder riskieren, weswegen ich diese Themen (noch) unbesprochen lasse?
- Was würde passieren, wenn ich es tun würde, weil ich sicher wüsste, dass es am Ende gut ausgeht?
- Wie würden Therapeutinnen/Therapeuten bzw. Coaches, die ich bewundere, die Übertragung sogar für das Finden von Lösungen nutzen?

Kennenlernen

- Erzählen Sie doch mal, auf welche Leistungen Sie in Ihrem Leben stolz sind.
- Welche Dinge kriegen Sie leichter hin als so manch anderer Mensch?
- Was würden andere sagen, wenn ich sie nach Ihren drei besten Eigenschaften fragen würde?
- Angenommen, Sie würden mir ein Foto von einem Moment zeigen, in dem Sie sich völlig in Ihrem Element gefühlt haben, was und wer würde dann auf diesem Foto zu sehen sein?
- Wer hat Sie viel über das Leben gelehrt?
- Durch welche schwierigen Ereignisse sind Sie klüger oder stärker geworden?
- Zu wem würden Sie, tief in Ihrem Herzen, gern eine engere Verbindung haben?

Selbstreflexion

- Wenn ich diese Sitzung erneut machen könnte, was würde ich dann anders machen?
- Was ist in diesem Fall noch nicht besprochen worden, was aber thematisiert werden sollte?
- In welcher Situation ist das Problem eine Lösung für diese Klientin/diesen Klienten?
- Wie berücksichtige ich die Art und Weise, in der Menschen aus der Umgebung der Klientin/des Klienten Einfluss auf die Lösungen für das Problem ausüben?
- Wie sensibel war ich bezüglich der kulturellen Perspektive meiner Klientin/meines Klienten?
- Angenommen, der Erfolg wäre garantiert, welche gewagte Intervention würde ich dann ausprobieren?
- Welchen Gewinn zieht diese Klientin/dieser Klient daraus, weiterhin zu mir zu kommen, obwohl sich wenig ändert?

Nach Sorgen und Problemen fragen

- Wie kann es Ihnen helfen, mir etwas über das Problem zu erzählen?
- Wie sieht das Problem aus, wenn Sie es von einem Hubschrauber in großer Höhe aus betrachten würden?
- Wenn wir ein Röntgenfoto machen könnten, was würden wir dann im Inneren des Problems sehen?
- Angenommen, das Problem wäre um ein Zehnfaches größer, wie sieht es dann aus?
- Was würde Ihnen fehlen, wenn das Problem nicht mehr da wäre?
- Was lehrt Sie dieses Problem über sich selbst und Ihr Leben?
- Stellen Sie sich vor, das Problem und die Lösung wären beide Tiere. Welche Tiere wären es?

Feedback zum Gespräch

- Woran werden Sie in den nächsten Tagen merken, dass es nützlich war, heute hierherzukommen?
- Was hat dieses Gespräch nicht ergeben, worauf Sie aber gehofft hatten?
- Wie sorgen wir nächstes Mal dafür, dass das nachträglich noch geschieht?
- Angenommen, ich wäre risikofreudiger gewesen, was hätte ich dann getan, was für Sie wirklich hilfreich gewesen wäre?
- Angenommen, ich wäre viel kreativer und intelligenter. Was hätte Ihnen dieses Gespräch dann mehr gebracht?
- Was könnte ich besser oder anders machen, wodurch Sie noch mehr Sie selbst sein können?
- Welche Dinge habe ich gesagt oder getan, wodurch ich unbeabsichtigt hinderlich für Sie war?

Einmal selbst in der Haut des Problems stecken

- Wie denken Sie über die Situation, wenn Sie selbst das Problem sind?
- Wie fühlen Sie sich dabei?
- Was ist es, dass Sie zu dieser Person gehören wollen oder zu dieser Familie?
- Wovor haben Sie Angst?
- Warum greifen Sie diese Person heraus und nicht jemand anderes?
- Was sorgt dafür, dass Sie weiter existieren wollen?
- Wann würden Sie beschließen, sich aus dem Staub zu machen?
- Was genießen Sie und worüber ärgern Sie sich?

Ein Gespräch abrunden

- Welche Frage, die Sie sich erhofft hatten, habe ich nicht gestellt?
- Gibt es noch etwas, das ich wissen sollte, das aber noch nicht angesprochen wurde?
- Was hat Ihnen bei diesem Gespräch weitergeholfen?
- Welche Ideen waren für Sie am brauchbarsten?
- Von welcher Verbesserung möchten Sie mir beim nächsten Mal berichten?
- Woran werden Sie merken, dass ein weiteres Gespräch nicht mehr notwendig ist?
- Was würde(n) Ihre beste Freundin/Ihr bester Freund, Familienangehörigen bzw. Ihre Kollegin/Ihr Kollege sagen, was Ihnen am besten dabei hilft, dieses Ergebnis festzuhalten?
- Was ist zu tun, wenn Sie einen Rückfall haben und die Gespräche hier schon beendet sind?

Änderungswünsche

- Was hoffen Sie, das nach dem Gespräch hier anders sein möge?
- Wie wird Ihnen das dabei helfen, die Dinge künftig anders zu tun oder anders zu empfinden?
- Was wäre für Sie das erste Anzeichen dafür, dass es in die richtige Richtung geht?
- Woran würden Freunde/Verwandte/Kollegen das merken?
- An welchen Gedanken haben Sie festgehalten, von denen Sie jetzt wissen, dass es Zeit wird, sie loszulassen?
- Was können Sie jetzt schon und ohne große Mühe in die Richtung verändern, die Sie gerne einschlagen würden?
- Was hat Ihnen dieses Gespräch bisher vermittelt, wodurch Sie einige anfängliche Ideen bezüglich einer Verbesserung der Situation zu bekommen scheinen?

Kulturelle Unterschiede

- Was bedeutet Ihnen Ihr kultureller Hintergrund?
- Wie beeinflusst dieser Hintergrund die Art und Weise, wie Sie Ihre Situation erleben?
- Wie ist es für Sie, dieses Gespräch mit jemandem wie mir zu führen?
- Worüber machen Sie sich eventuell in den Gesprächen mit mir Sorgen, weil unsere kulturellen Hintergründe verschieden sind?
- Wie können diese Unterschiede auch konstruktiv im Hinblick auf das Finden von Lösungen für Ihr Problem sein?
- Auf welche Dinge sind Sie neugierig, wenn Sie daran denken, wie Menschen aus meinem Kulturkreis die Dinge anpacken?
- Wie werden Sie mich wissen lassen, wenn ich Dinge tue oder sage, die Ihnen unangemessen erscheinen oder bei denen Sie sich unbehaglich fühlen?

Die Wunderfrage

Ich werde Ihnen jetzt ein paar vielleicht seltsam anmutende Fragen stellen ... (Pause), die etwas Fantasie Ihrerseits erfordern. Ist das für Sie in Ordnung? Nach unserem heutigen Gespräch gehen Sie nach Hause und tun, was Sie normalerweise so tun, wie zum Beispiel ... Irgendwann gehen Sie dann schlafen. Während Sie schlafen, geschieht ein Wunder und das Problem, das Sie hierhergeführt hat, ist gelöst. Aber das geschieht nachts und Sie haben keine Ahnung, wie es dazu gekommen ist. Sie werden am Morgen wach und merken, dass sich etwas verändert hat. Sie leiden nicht mehr unter dem Problem, wegen dem Sie hierhergekommen sind. Sie öffnen die Augen und merken sofort, dass das Wunder geschehen ist. Woran merken Sie es zuerst?

Klienten, die einen Rückfall haben

- Woran erinnern Sie sich aus unseren früheren Gesprächen, was damals gut geholfen hat?
- Was davon können Sie jetzt erneut anwenden?
- Welche Momente gab es seit unseren letzten Gesprächen, in denen Sie sich stolz, dankbar oder froh fühlten?
- Welchen Einfluss können Sie auf das Zustandekommen solcher Momente ausüben, mit allem eingeschlossen, was Sie bereits über sich selbst wissen?
- Welche neuen Dinge müssen für Sie in diesen Gesprächen geschehen, damit Sie wissen, dass Sie nach vorne schauen können?
- Angenommen, Sie fühlen sich morgen schon ein wenig besser als heute, was hat von diesem Gespräch dann hauptsächlich geholfen?

Das Wunder genauer untersuchen

- Was fällt Ihnen am meisten auf, am Tag nach dem Wunder?
- Was merken Sie, wenn Sie aufstehen, sich anziehen und sich im Bad fertigmachen?
- Was machen Sie anders als sonst?
- Inwiefern fühlt sich dieser Morgen anders an, nachdem das Wunder geschehen ist?
- Was fällt Ihnen sonst noch auf?
- Beschreiben Sie einmal den Tag nach dem Wunder, und zwar ab dem Moment des Aufwachens bis zum Schlafengehen am Abend.
- Was machen Sie an diesem Tag und was fällt Ihnen und anderen Menschen auf?

Klienten, die sich in einer Krise befinden

- Wie gelingt es Ihnen, trotz allem weiterzumachen?
- Was bewirkt, dass es nicht noch schlimmer ist?
- Wie viel Willenskraft verlangt es Ihnen ab, aufzustehen und hierherzukommen?
- Was ist das Beste, das ich heute für Sie tun kann?
- Was tun Sie in diesem Moment, um doch für sich selbst zu sorgen?
- Angenommen, Sie fühlten sich jetzt ruhiger, was wäre dann anders?
- Nicht jeder würde diese Situation durchstehen, so wie Sie. Was sagt das über Sie aus?
- Wer oder was hilft Ihnen in diesem Moment am besten, um den Kopf über Wasser zu halten?

Das Wunder aus der Perspektive anderer Menschen

- Wie merken Ihnen andere Menschen an, dass Sie nach der Nacht mit dem Wunder gar nicht mehr – oder nur noch geringfügig – unter dem Problem leiden?
- Welche Veränderungen sehen sie bei Ihnen?
- Was fällt Ihnen daran auf, wie andere auf Sie reagieren?
- Welchen Unterschied macht das für Sie?
- Was fällt Ihnen generell an anderen Menschen auf, am Tag nach dem Wunder?
- Was machen Sie anders, wodurch der Kontakt zu Ihren Nächsten so verläuft?

Klienten mit dem Wunsch, eine andere Person möge sich ändern

- Ich kann die andere Person nicht ändern. Wie kann ich Ihnen dennoch helfen?
- Was wird für Sie besser sein, wenn die andere Person sich ändert?
- Angenommen, das geschieht, was werden Sie dann anders machen?
- Wann war das letzte Mal, dass etwas Derartiges vorgekommen ist?
- Was half Ihnen damals, dies so machen zu können?
- Angenommen, wir könnten Ihren Ärger/Stolz/Schmerz in ein Schächtelchen legen und in die Garage stellen. Inwiefern verändert das Ihre Haltung bezüglich der anderen Person?
- Wie wird die andere Person reagieren, wenn sie diese Veränderung an Ihnen bemerkt?

Das Wunder in diesem Moment

- Welche kürzlich erlebten Situationen ähnelten bereits solchen vom Tag nach dem Wunder ein wenig?
- Was haben Sie selbst in diesen Situationen gemacht?
- Wie ist es Ihnen gelungen, das zu machen?
- Wer oder was half Ihnen dabei?
- Wie stolz oder überrascht war Ihre beste Freundin/Ihr bester Freund oder Ihr Kollege/Ihre Kollegin, nachdem Sie in dieser Situation so gehandelt haben?
- Was fiel Ihnen an anderen Menschen in den Momenten auf, in denen es so war, als sei das Wunder geschehen?

Sicherheit in der Familie II

- Wie gehen die Dinge bei Ihnen zu Hause aus, wenn die Sicherheit der Kinder nicht mehr auf dem Spiel steht?
- Was ist Ihr persönlicher Gewinn, wenn die Dinge nicht mehr eskalieren?
- Wie entwickeln sich die Kinder weiter, wenn ihre Sicherheitslage sich verbessert?
- Wie ist es Ihnen beim letzten Mal gelungen, eine angespannte Situation nicht eskalieren zu lassen?
- Was hat damals geholfen?
- Worin besteht der erste kleine Schritt zur Verbesserung der Sicherheit?
- Wer in Ihrer Umgebung ermahnt Sie, wenn es nötig ist?
- Inwiefern hilft es Ihnen, wenn diese Person sagt, wie die Dinge stehen?

Ausnahmen vom Problem

- Wann merken Sie, dass das Problem nicht oder weniger ausgeprägt vorhanden ist?
- Welche Dinge funktionieren besser, wenn das Problem gelöst ist?
- Was fällt Ihnen an diesen Momenten auf, was ist anders?
- Wie gelingt es Ihnen, die Dinge in diesen Momenten anders zu tun?
- Was würde Ihnen helfen, damit Sie das in Zukunft öfter geschehen lassen können?
- Welche Dinge, die Sie so ausprobiert haben, scheinen auch noch zu funktionieren?

Sicherheit in der Familie

- Die unsichere Situation muss aufhören, jede Diskussion darüber ist ausgeschlossen. Was hilft Ihnen dabei, hier die Dinge sagen zu können, die wichtig sind?
- Was ist das Schlimmste, das geschehen kann, wenn wir nichts unternehmen?
- Was ist für Sie die wichtigste Motivation dafür, die Sicherheit verbessern zu wollen, auch wenn Sie selbst hart dafür arbeiten müssen?
- Was würden Ihre Kinder zu den Ereignissen sagen, über die wir hier sprechen?
- Was würden Ihre nächsten Angehörigen sagen, wenn ich sie frage, was sie von dem wahrnehmen, das Sie tun, um die Sicherheitslage zu verbessern?
- Wie würde sich Ihr Leben ändern, wenn die Sicherheit kein Thema mehr ist?

Anstelle des Problems

- Was hätten Sie gern anstelle des Problems?
- Wann war das letzte Mal, dass es dem schon ein wenig ähnelte?
- Würden Sie diese Situation unter ein Vergrößerungsglas legen, was geschähe dann vor Ihren Augen?
- Wenn Sie sich vollständig in diese Situation hineinversetzen, so, als würden Sie förmlich mit der Situation verschmelzen, welche Gefühle nehmen Sie dann wahr?
- Wie wird sich Ihr Leben ändern, wenn diese Situationen öfter geschehen werden?
- Lassen Sie uns einmal überlegen, welche Situationen sich sonst noch ereignen können, die dieser ähneln.

Eine Zeitreise mit der Familie machen

- Sie gehen mithilfe einer Zeitmaschine zurück zu einem Moment, in dem Sie es schön miteinander hatten. Erzählen Sie mir von diesem Moment?
- Welche drei Dinge nehmen Sie von dort mit in die Gegenwart, von denen Sie wissen, dass sie Ihnen früher geholfen haben, es gut miteinander zu haben?
- Die Zeitmaschine bringt Sie nun in die Zukunft, wo das Problem nicht oder nur deutlich gemindert besteht. Sie steigen aus der Maschine aus und merken sofort den Unterschied. Erzählen Sie mir darüber?
- Angenommen, Sie könnten etwas mit zurück in das Hier und Jetzt nehmen, weil es in der Zukunft zu helfen schien, was wäre das dann?
- Wie können Sie diese Souvenirs in Ihrem jetzigen Leben nutzen?

Gefühlen Beachtung schenken

- Es muss wirklich schrecklich sein, das zu erleben. Wer oder was unterstützt Sie am meisten in solchen Momenten?
- Wie kämpften Sie sich schon einmal in der Vergangenheit durch schlimme Phasen hindurch?
- Angenommen, Sie hätten diese Unannehmlichkeiten nie erlebt, was würden Sie dann über das Leben nicht wissen, das Sie nun sehr wohl wissen?
- Welche Hinweise haben Sie darauf, dass die Stärke dieser Emotionen eines Tages abnehmen wird?
- Angenommen, morgen kommt jemand zu mir, der durch eine ähnlich schwierige Zeit geht wie Sie. Welchen Rat haben Sie dann für mich, wie ich dieser Person am besten helfen kann?

In der Familie ein Experiment wagen

- Angenommen, Sie würden ab jetzt die Dinge radikal anders anpacken, was wird dann genau passieren?
- Was wären die Vorteile dieser auf den Kopf gestellten Herangehensweise?
- Wie können Sie sich selbst über die Schwelle des Unbekannten helfen?
- Welche schönen Erinnerungen haben Sie an gemeinsames Betreten von unbekanntem Gelände? Zum Beispiel in Urlauben?
- Angenommen, Sie würden sich ein Experiment für eine völlig andere Herangehensweise ausdenken. Welches Experiment wäre das?
- Von welcher Veränderung werden Sie mir nächstes Mal nach der Durchführung des Experiments berichten?
- Was würden Sie jetzt ausprobieren, wenn Sie sicher wüssten, dass das Risiko zu scheitern gleich Null ist?

Mit Beeinträchtigungen zurechtkommen

- Welchen Einfluss haben Sie auf die Situation, die Ihnen Sorgen macht?
- Welche Dinge haben Sie in Ihrem Leben zu akzeptieren gelernt, die zu akzeptieren den meisten Menschen schwerfallen dürfte?
- Wie ist Ihnen das in dieser Situation/diesen Situationen gelungen?
- Was wird in der Zeit von jetzt bis in einigen Monaten geschehen, wodurch Sie mehr Frieden mit der Situation finden werden?
- Welchen ersten Schritt können Sie jetzt schon machen, wodurch die Situation weniger schwer auf Ihnen lasten wird?
- Welche Dinge bleiben weiter wertvoll für Sie, obwohl die Situation Ihr Leben beeinträchtigen wird?

Eine Diagnose in der Familie

- Angenommen, wir würden die Diagnose in einem Schächtelchen verpackt auf den Speicher stellen. Wie würde es in Ihrer Familie dann weitergehen?
- Welche schönen Momente hätte es gegeben ohne die typischen Eigenschaften, die mit der Diagnose zusammenhängen?
- An welche Momente erinnern Sie sich, in denen die Diagnose nicht die Macht über Sie ergriffen hat, weil Sie kreativ damit umgingen?
- Angenommen, Sie würden die Diagnose völlig vergessen. Woher würden Sie dann wissen, was am besten in dieser Familie funktioniert?
- Diagnosen sind Worte, die zum Problem passen. Welches Wort passt für Sie zur Lösung?

Beibehalten, was gut funktioniert

- Was läuft gut und bringt Zufriedenheit in Ihr Leben?
- Was sollte auf jeden Fall erhalten bleiben?
- Wie sorgen Sie dafür, dass die guten Dinge, trotz allem, weiter stattfinden?
- Wie setzen Sie dafür Ihre positiven Eigenschaften ein?
- Woher nehmen Sie die Energie, um an diesen guten Dingen festzuhalten?
- Was tun andere, wodurch es Ihnen besser gelingt, an den guten Dingen festzuhalten?

Mit (Familien-)Systemen arbeiten

- Angenommen, ich würde Sie bitten, in meine Kristallkugel zu schauen und zu berichten, was Sie in der nächsten Woche an Veränderungen der Situation sehen. Was sehen Sie dann?
- Was tun Sie, wenn Sie vom jeweils anderen Unterstützung, Hilfe oder Trost brauchen?
- Worüber wird (noch) nicht gesprochen, obwohl es eigentlich besprochen werden müsste?
- Wenn jeder von Ihnen einen Platz in der Familie hätte wählen dürfen, welcher Platz wäre das dann gewesen?
- Hier steht eine Dankbarkeitsschachtel. Jeder von Ihnen darf ein Briefchen hineinstecken. Was schreiben Sie über die Dinge auf, für die Sie in dieser Familie dankbar sind?

Sich die erwünschte Zukunft vorstellen

- Angenommen, ich drehe einen Film über Ihr Leben, nachdem Sie Ihr Ziel erreicht haben. Was ist in diesem Film dann zu sehen?
- Erzählen Sie mir doch einmal im Detail, was in diesem Film alles zu sehen ist.
- Was fällt Ihnen an sich selbst in diesem Film auf, wodurch Sie wissen, was Sie jetzt zu tun haben?
- Angenommen, Sie bitten Ihre beste Freundin/Ihren besten Freund, in dem Moment, in dem Sie Ihr Ziel erreicht haben, ein Foto von Ihnen zu machen. Wann und bei welcher Gelegenheit würde sie oder er dieses Foto machen?
- Wann haben Sie schon einen Moment erlebt, der diesem Foto ähnelte?

Mit (Ehe-)Paaren arbeiten II

- Was lässt Sie wissen, dass Sie das Handtuch nicht werfen werden, auch wenn es schwierig wird und langsam verläuft?
- Was unternimmt jeder von Ihnen, um zu verhindern, dass die Situation weiter eskaliert?
- Was passiert mit Ihnen, wenn das Problem, wegen dem Sie hierherkommen, nicht gelöst wird?
- Was hält Sie davon ab, jeweils beim anderen Halt, Hilfe oder Trost zu suchen, in Momenten, in denen Sie sich danach sehnen?
- Angenommen, Sie planen für Sie beide einen perfekten Tag. Was geschieht an diesem Tag, wodurch Sie ihn wirklich genießen können?

Lösungsideen generieren

- Angenommen, das Problem wäre eine Lösung für ein anderes Problem. Wofür würde es dann eine Lösung sein?
- Welche Ideen haben Sie sich schon einfallen lassen, aber noch nicht ausprobiert?
- Angenommen, jemand würde die Lösung kennen, wer wäre das dann?
- Welche Lösungen würde diese Person vorschlagen, Lösungen, auf die wir hier noch nicht gekommen sind?
- Welche der Fragen, die wir bisher gestellt haben, war die allerwichtigste?
- Welche Ideen für eine Lösung fallen Ihnen ein, wenn Sie an die Antwort auf diese Frage denken?
- Angenommen, es würden jetzt sogleich drei Menschen, die Sie bewundern, diesen Raum betreten. Wer wären die drei?
- Welchen klugen Rat würden sie Ihnen geben?

Mit (Ehe-)Paaren arbeiten

- Was hat Sie früher so am jeweils anderen berührt, dass Sie zusammen sein wollten?
- Welche Dinge, die Sie erlebt haben, haben Ihre Bindung stärker gemacht?
- Was haben Sie in diesen Situationen über einander gelernt, was Sie beeindruckt hat?
- Was fehlt in Ihrer Beziehung jetzt, das helfen würde, wenn es vorhanden wäre?
- Angenommen, Sie beide würden nächste Woche jeweils eine Liste erstellen über das, was Sie den anderen tun sehen, womit er/sie in Ihre Beziehung investiert. Was würde dann auf dieser Liste stehen?
- Welche Ihrer Investitionen wird der andere auf der Liste festhalten?

Darauf vertrauen, das Ziel zu erreichen

- Wie groß ist Ihr Vertrauen auf einer Skala von 0 bis 10 – wobei 0 für kein Vertrauen steht und 10 für vollstes Vertrauen –, dass Sie Ihr Ziel erreichen werden?
- Ihre Zahl ist größer als Null. Worin liegt für Sie das Vertrauen, das in dieser Zahl steckt?
- Welche Qualitäten haben Sie, wodurch Sie wissen, dass dieses Vertrauen gerechtfertigt ist?
- Was haben Sie jemals in Ihrem Leben erreicht, obwohl Sie oder andere nicht darauf vertraut hatten?
- Wer aus Ihrer Umgebung vertraut mehr als Sie selbst darauf, dass Sie Ihr Ziel erreichen werden?
- Was hat Ihnen in den letzten Tagen das Vertrauen vermittelt, dass es langsam in die richtige Richtung geht?

Den Widerstand mildern

- Was ist in diesem Moment für Sie sinnvoll im Zusammenhang mit dem, was wir hier tun und besprechen?
- Was hat Ihnen bisher am meisten weitergeholfen?
- Was müsste außerdem besprochen werden, damit Sie etwas davon haben?
- Was haben wir noch nicht besprochen, was jedoch auf jeden Fall thematisiert werden sollte?
- Wie kann ich Ihnen am besten helfen, um das zu erreichen?
- Was kann ich (in einem Folgegespräch) besser anders oder vielleicht nicht tun?
- Ich habe das Gefühl, dass Sie noch Fragen zu diesem Gespräch haben. Kann das sein oder liege ich völlig daneben?

Der Motivation auf den Grund gehen

- Was muss in diesem Gespräch geschehen, damit Sie erneut zu einem Gespräch kommen wollen?
- Wie motiviert sind Sie – auf einer Skala von 0 bis 10 –, Ihr Ziel zu erreichen?
- Was nährt die Motivation hauptsächlich, auf diesem Punkt der Skala zu stehen?
- Wann befanden Sie sich zuletzt einen Punkt höher auf der Skala?
- Was war damals der Unterschied zu jetzt?
- Was wissen andere darüber, was Sie brauchen, um Ihre Motivation aufzupeppen?
- Welchen Preis bezahlen Sie dafür, wenn die Veränderung, die Sie sich wünschen, nicht eintritt?
- Welche Wertschätzung für Ihren Einsatz würde Sie jetzt dazu motivieren, noch länger durchzuhalten?

Das Gefühl der Verletzlichkeit teilen

- Inwiefern würde es Ihnen helfen, wenn wir Dinge, die bei Ihnen Emotionen auslösen, hier gemeinsam besprechen?
- Angenommen, wir würden das tun, was ist Ihnen dann wichtig, damit Sie sich sicher fühlen?
- In welchen Momenten unserer Gespräche haben Sie Ihre Verletzlichkeit gezeigt und waren Sie froh, dass Sie das gemacht haben?
- Was passierte in diesen Momenten, wodurch Sie zufrieden damit waren, Ihre Gefühle nicht für sich behalten zu haben?
- Es dürfte Ihnen einiges abverlangen, Ihr Innenleben derart offenzulegen. Wie erleben Sie das bisher?

Skalierungsfragen über das Wunder

- Wo stehen Sie auf einer Skala von 0 bis 10, wobei 0 für den schlechtesten Moment steht, den Sie kennen, und 10 für die Situation, in der das Wunder geschieht?
- Worin liegt für Sie der Unterschied zwischen dieser Zahl und der Null?
- Welche Dinge zwischen der 0 und dieser Zahl sind für Sie entscheidend dafür, dass es nicht schlimmer ist?
- Auf welchem Punkt auf der Skala stehen Situationen, die dem Wunder schon ein wenig ähneln?
- Wie fühlt es sich für Sie an, wenn Sie sich jetzt vorstellen, dass Sie auf dieser Zahl stehen?
- Was sehen Sie sich selbst tun, was hören Sie andere sagen?

Den Selbstwert stärken

- Was sagt das über Sie aus, dass Sie hier sitzen und nicht den Kopf in den Sand stecken angesichts der vorhandenen Probleme?
- Wo bekommen Sie Ihre guten Ideen in Momenten des Zweifels und der Sorgen her?
- Wann haben Sie zuletzt etwas erreicht, worauf Sie richtig stolz sind?
- Was haben Sie in dem Moment hingekriegt?
- Wie haben Sie das genau gemacht?
- Welche Qualitäten waren in dieser Situation nützlich für Sie?
- Welche Dinge haben Sie als Kind ganz leicht hingekriegt?
- Was für Komplimente haben Sie von Lehrern/Lehrerinnen, anderen Kindern und Angehörigen für Dinge bekommen, die Sie besser gemacht haben als andere?

Einen Schritt weiter auf der Skala gehen

- Angenommen, Sie stehen auf der Skala einen Punkt höher. Woran würden Sie das zuerst merken?
- Was würden Sie dann anders machen, denken und fühlen?
- Was wäre der erste Hinweis darauf, dass Sie diesen Schritt vorwärts gemacht haben?
- Woher wissen Sie und wichtige andere Menschen, dass es möglich ist, diesen Schritt zu machen?
- Wie kommt es, dass andere Menschen so sehr auf Sie vertrauen?
- Wer wäre besonders stolz auf Sie, wenn der Schritt gelungen ist?
- Wann war das letzte Mal, dass Sie auf diesem Punkt der Skala standen und wie ging es dann weiter?

Die Widerstandskraft stärken

- Wie haben Sie andere Schwierigkeiten in Ihrem Leben gemeistert?
- Wen haben Sie um Hilfe gebeten und welche Hilfe war für Sie am besten geeignet?
- Was für Eigenschaften besitzen Sie, die im Fall von Rückschlägen nützlich sind?
- Was genau machen Sie, wodurch der Eindruck entsteht, Sie kämen mit Schwierigkeiten besser zurecht als andere Menschen?
- Wie haben Sie anderen schon einmal dabei geholfen, eine schwierige Zeit durchzustehen?
- Wer hat Ihnen viel über Durchhaltevermögen beigebracht, insbesondere dann, wenn einem der Wind frontal entgegenbläst?
- Was davon setzen Sie jetzt schon um?

Fragen zu den Stufen der Skala

- Wo standen Sie auf der Skala, als Sie beschlossen, sich für einen ersten Gesprächstermin anzumelden?
- Mit welcher Zahl würden Sie den Fortschritt, den Sie seither erzielt haben, bewerten?
- Was genau ist der Unterschied zwischen dieser Zahl und der Null?
- Angenommen, Sie stehen morgen einen Punkt niedriger auf der Skala, was hilft Ihnen dann, um wieder einen Punkt höher zu klettern?
- Woher wissen Sie, dass das helfen wird?
- Wie können Sie sich das immer wieder in Erinnerung rufen?
- Wie sorgen Sie dafür, dass Sie von anderen Unterstützung bekommen, in Momenten, in denen Sie auf der Skala niedriger stehen als jetzt?

Streit und Konflikt

- Wie nützt Ihnen (beiden/allen) dieser Konflikt in diesem Moment?
- Was ist für Sie (beide/alle) der größte Gewinn, wenn der Konflikt aus der Welt ist?
- Welchen Rat würden Sie (beide/alle) anderen Menschen geben, die häufig streiten?
- In welchen Momenten ist es Ihnen (beiden/allen) gelungen, die Uneinigkeiten auf gute Weise aus dem Weg zu räumen?
- Was könnte in der nächsten Woche ein erster Hinweis darauf sein, dass Sie (beide/alle) einige Fortschritte erzielen?
- Wie könnten Sie einander auf kleine Verbesserungen hinweisen?
- Welche Verbesserungen – hoffen Sie – fallen dem anderen auf?
- Angenommen, Sie wissen nun, dass sich die andere Person niemals ändern wird. Wie würde Ihnen das helfen, jetzt herauszufinden, was Sie zu tun haben?

Wenn es gut genug ist

- Bei welcher Zahl auf der Skala ist es für Sie gut genug?
- Woher wissen Sie, dass dann das Problem für Sie ausreichend gelöst ist, sodass Sie wieder zurechtkommen?
- Wann waren Sie schon einmal nahe an diesem Punkt?
- Was war da anders, sodass dies möglich war?
- Wie fühlte es sich an, dort zu stehen?
- Was ist es, dass Sie in Ihrem Innern wissen, dass Sie diesen Punkt erreichen werden, auch wenn es nicht von alleine gehen wird?

Wut

- Wie würde sich Ihr Leben verbessern, wenn die Wut weniger beherrschend wäre?
- Was würden Sie vermissen, wenn die Wut nicht mehr da wäre?
- In welchen Situationen hätten Sie die Wut gern besser im Griff?
- Wann war das letzte Mal, dass Ihnen das gelungen ist und wie ist es gelungen?
- Auf welche Weise lassen Sie der Wut von Zeit zu Zeit freien Lauf, ohne dass dabei Schaden angerichtet wird?
- Wessen Unterstützung hilft Ihnen am besten im Umgang mit Ihrer Wut?
- Die Wut spielt in Ihrem Gefühlsleben eine Hauptrolle. Wie geben Sie anderen Gefühlen Raum?

Wenn es besser geht

- Wie schön, dass es etwas besser geht! Wie ist Ihnen das gelungen?
- Wer in Ihrer Umgebung ist am meisten von dieser Nachricht überrascht?
- Was hat Ihnen dieser Fortschritt hauptsächlich gebracht?
- Welche der bisher erhaltenen Reaktionen haben Sie besonders gern vernommen?
- Wie haben Sie sich selbst für diesen tollen Schritt in die richtige Richtung belohnt?
- Was wird am besten dabei helfen, das festzuhalten?
- In was für einem Verhältnis stehen für Sie die Investition in diesen Erfolg und das Ergebnis?

Trauer um einen nahestehenden Menschen

- Betrachten Sie sich einmal durch die Augen des Menschen, den Sie verloren haben. Was schätzte er besonders an Ihnen?
- Wieso wusste dieser Mensch, den Sie liebten, diese Dinge über Sie?
- Wie haben Sie selbst zuvor gezeigt, wie sehr Sie ihn oder sie mochten?
- Denken Sie einmal zurück an einen Moment, in dem der Mensch, den Sie vermissen, sah, wie glücklich Sie waren. Inwiefern hilft diese schöne Erinnerung Ihnen dabei, Ihr Leben wieder weiterzuleben?
- Es kommt der Tag, an dem der Schmerz nachlässt. Angenommen, Sie wachen an diesem Tag auf, wie wird dieser Tag dann verlaufen?
- Was werden andere Menschen an Ihnen bemerken?

Wenn es gleich geblieben ist

- Wie ist es Ihnen gelungen, auf diesem Punkt der Skala zu bleiben?
- Was haben Sie gemacht, als Sie die Neigung verspürten, zurückzufallen?
- Wie werden Sie dafür sorgen, dass Sie auch nächste Woche wieder auf diesem Punkt stehen werden?
- Wessen Wertschätzung für Ihre Anstrengungen ist für Sie am wertvollsten?
- Welche Worte würden Sie in diesem Moment am liebsten von diesem Menschen hören?
- Wer kann Sie am besten davon überzeugen, dass es Ihnen früher oder später gelingen wird, Ihr Ziel zu erreichen?
- Was weiß diese Person über Sie, wodurch sie sich ihrer Sache so sicher ist?

Mutlosigkeit

- Angenommen, Sie hätten die beste Therapeutin/den besten Therapeuten bzw. Coach der Welt. Was würde diese/dieser tun, was wirklich helfen würde?
- Was kann ich daraus lernen, wodurch ich Ihnen wieder Mut machen kann?
- Was habe ich bereits getan, wodurch das schon ein wenig gelungen ist?
- In welcher Phase Ihres Lebens waren Sie voller Hoffnung und Sehnsucht, im Gegensatz zu jetzt?
- Worin bestand damals der wesentliche Unterschied?
- Was würde es Ihnen geben, Ihre heutige Mutlosigkeit andauern zu lassen?
- Angenommen, Ihre Mutlosigkeit würde wie Schnee in der Sonne schmelzen, wie, hoffen Sie dann, wird sich Ihr Leben weiterentwickeln?

Wenn es schlechter geht

- Wie kommt es, dass Sie nicht schon längst die Flinte ins Korn geworfen haben?
- Was würden andere sagen, wenn ich sie fragen würde, wie Sie es schaffen, so lange durchzuhalten?
- Wie haben Rückschläge in Ihrem Leben Sie schon einmal dazu bewegt, einen Kurswechsel vorzunehmen?
- Wen kennen Sie in Ihrer Umgebung – oder aus Filmen oder Büchern – der es verstand, einer ähnlich hartnäckigen Situation auf die eine oder andere Weise doch zu entkommen?
- Was würde in diesem Moment einen winzig kleinen Unterschied für Sie machen?
- Woher wissen Sie, tief in Ihrem Inneren, dass Sie trotz allem auf eine bessere Zukunft vertrauen können?

Niedergeschlagenheit

- Was hat bewirkt, dass Sie heute, trotz Ihrer Stimmung, hierhergekommen sind?
- Was haben Sie heute gemacht, womit Sie ein klein wenig zufrieden sind?
- Angenommen, Sie sind zehn Jahren älter und klüger. Welchen Rat würden Sie dann Ihrer jüngeren Version geben?
- Was hoffen Sie, dass Ihre Lieben von Ihnen in Erinnerung behalten?
- Was tun Sie so allgemein, wodurch diese Erinnerungen sicher lebendig sein werden?
- Angenommen, morgen fühlt sich alles etwas leichter an als heute, woran werden Sie selbst und andere Menschen das dann zuerst merken?
- Wie helfen Ihre guten Eigenschaften Ihnen dabei, diesen Unterschied tatsächlich zu erwirken?

Mit schwierigen Situationen umgehen

- Was stimmt Sie zufrieden, wenn Sie daran denken, wie Sie mit der schwierigen Situation umgegangen sind?
- Wie sprechen Sie sich selbst Mut bei dieser Art von schwierigen Situationen zu?
- Was hilft Ihnen außerdem noch dabei, durchzuhalten und weiter an Ihr Ziel zu glauben?
- Was tun andere Menschen, wodurch Sie das Gefühl haben, dass man Ihnen geholfen hat?
- Wessen Weisheit und Unterstützung ist für Sie gerade jetzt wichtig?
- Wer ist stolz auf Sie, wenn Sie weiter durchhalten und sich behaupten?
- Wie kämpfen Sie gegen Momente an, in denen Sie spüren, dass der Mut beginnt, Sie zu verlassen?

In kleinen Schritten gegen die Angst

- Angst geht nicht mit einem Mal weg. Mit welchem ersten Schritt wären Sie bereits sehr zufrieden?
- Was wollen Sie in der nächste Woche wagen, was jetzt noch sehr schwierig erscheint?
- Woher wissen Sie, dass dieser kleine Schritt für Sie realisierbar ist, um den Anfang zu machen?
- Was gibt es für Sie als Vorbereitung zu diesem Schritt zu tun?
- Welchen Preis zahlen Sie, wenn Sie diesen Schritt vermeiden und die Angst regieren lassen?
- Was könnten Sie Ihrer Angst jetzt sagen, was zum Ausdruck bringt, dass Sie nicht vorhaben, Ihr Leben von ihr bestimmen zu lassen?

Erfolge analysieren

- Wann ist es Ihnen das letzte Mal gelungen, anders mit dem Problem umzugehen?
- Was haben Sie damals getan, was einen wichtigen Unterschied ausmachte?
- Woher wussten Sie, dass Sie es so machen mussten?
- Welche frühere Erfahrung hat Ihnen dabei geholfen, damals so zu handeln?
- Was für ein Mensch muss man sein, um so etwas hinzubekommen?
- Welche Talente und Fähigkeiten waren in dieser Situation von Vorteil?
- Welche anderen Qualitäten besitzen Sie, die dabei helfen können, Erfolge zu erzielen?

Angst

- Worauf freuen Sie sich am meisten, wenn die Angst Sie einmal nicht mehr beherrscht?
- Wie würden Sie die Dinge anders angehen, als Sie es jetzt tun?
- Welchen Einfluss hätte das auf Beziehungen, die Ihnen wichtig sind?
- Wer wird sich als erste/r anmerken lassen, wie stolz er/sie auf Sie ist?
- Stellen Sie sich einmal vor, Ihre Angst hätte die Form einer Sache, die zum Lachen ist. Welche Form wäre das dann?
- Wie würde Ihnen das dabei helfen, sich weniger von Ihrer Angst einschüchtern zu lassen?
- Angenommen, Sie könnten die Angst weggeben. Wer oder was dürfte sie dann bekommen?

Lara de Bruin arbeitete als lösungsorientierte Therapeutin und als Coach für Führungskräfte in verschiedenen Organisationen. Sie gründete und leitete das Therapiezentrum De Geheime Tuin, das mit fünf Standorten in den Niederlanden vertreten ist und Kindern, Jugendlichen und Eltern therapeutische Begleitung bietet. Derzeit ist sie Managerin einer Pflegeeinrichtung für Senioren und wendet die lösungsorientierte Methode im Gespräch und der Beratung an.

Die 365 Fragen des Fragenfächers unterstützen Psychotherapeuten, Berater und Coaches bei der lösungsorientierten Gesprächsführung. Der Fächer dient als Hilfsmittel, um ein Gespür für die Fragetechniken und den Aufbau der Gespräche zu bekommen. Die Einteilung des Fragenfächers ermöglicht ein schnelles Auffinden der passenden Fragen für spezifische Situationen, für die Klienten Lösungen suchen (z.B. Umgang mit schwierigen Situationen, Erfolge analysieren, Angst, Streit und Konflikt, Selbstwert stärken). Die Fragen sind bewusst so formuliert, dass sie implizit immer die Annahme, die Dinge werden wieder besser laufen, mittransportieren. Ziel ist es, die Fähigkeit von Klienten, selbst Lösungen für ihre Probleme zu finden, zu aktivieren.

ISBN 978-3-8017-2929-5

9 783801 729295